FLÛTE
et
COUTEAU

SIMONA LE ROY

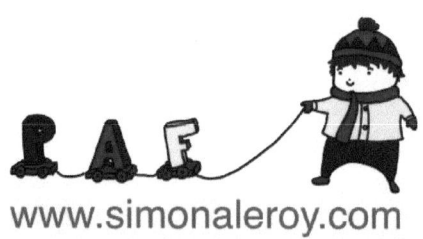

www.simonaleroy.com

ISBN-13: 978-1544296814
ISBN-10: 1544296819

À mes tantes et mes tontons avec tout mon amour

SOMMAIRE

Flûte et Couteau

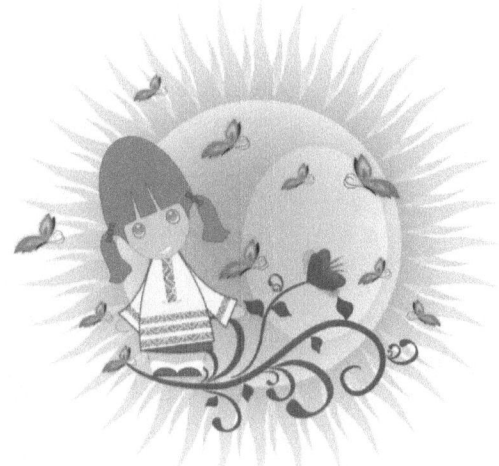

LA BLOUSE ROUMAINE

La neige a complètement recouvert le village. Tout est blanc. Il n'y a plus de fleurs, ni de papillons, ni de chemins. Même le grand et brillant soleil s'est enfui, laissant la neige s'emparer du ciel tout entier.

Je suis chez tata Marica et j'ai très peur. Peur de ne plus pouvoir retourner à la maison, chez mes parents.

- Tata Marica, où sont les

papillons ? Où sont les fleurs et le soleil ? Et les chemins où sont-ils, Tata ?

Tata Marica sourit et amène un grand panier rempli de tissu blanc. Blanc comme la neige.

- N'aie pas peur, ma petite ! Les fleurs sont bien au chaud, cachées dans leurs graines... dit tata Marica, en commençant à coudre avec du coton vert et rouge sur son beau tissu blanc.

Les mots de ma tata sont

doux, ses gestes tendres.

- Et les papillons, Tata ? Où sont les papillons ?

Tata Marica prend un autre fil de coton.

- Regarde, ma petite ! Tu vois, les papillons dorment eux aussi, bien au chaud, dans leurs chrysalides, dit tata Marica, pendant que ses mains remplissent le tissu d'une nuée de triangles bleus.

- Et le soleil, Tata ? Le soleil va-t-il revenir ?

- Oh ma petite, non seulement le soleil va bientôt revenir, mais il va briller de mille feux !

Les vagues du tissu bercent les soleils carrés cousus par ma tata.

- Et les chemins Tata ? Où sont les chemins ?

Tata Marica sourit :

- Si tu regardes bien ma

petite, tu verras les chemins ruisseler en douceur sous les rayons de nos mille soleils, traverser les champs de graines et serpenter parmi les chrysalides des papillons.

En fin de journée, voilà la neige qui se retire et laisse surgir quelques chemins. Mes parents viennent me chercher.

En guise d'au revoir, tata Marica m'offre la blouse qu'elle a cousue pour moi. Une vraie blouse roumaine.

Les fleurs de cet hiver-là sont depuis longtemps sorties de leurs graines. Et depuis longtemps les chrysalides de cet hiver-là ont laissé leurs papillons voler vers les mille soleils.

Aujourd'hui, les chemins du village ruissellent parmi d'autres fleurs, d'autres papillons, d'autres soleils.

Comme les fleurs, j'ai grandi aussi. Et tout comme les papillons, je suis partie de plus en plus loin du village. Et tout comme les soleils de ma tata, j'éclaire mon visage de mille sourires.

Peu importe où les nouveaux chemins m'amènent, je porte toujours avec joie ma blouse roumaine. Et, chaque fois, je sens les mains de ma tata, les fleurs, les papillons et les mille soleils du village m'envelopper tendrement.

Quand la peur ou la tristesse veulent s'emparer de moi, il n'y a pas meilleur abri que ma blouse roumaine. Car cette blouse porte en elle les doux chemins en coton qui ruissellent vers le village de mon enfance, vers mes parents, vers ma tata.

Souvent, tata Marica me manque. Alors, je prends une

feuille blanche et j'y sème des mots. Des mots dans toutes les langues et de toutes les couleurs. Car au-delà des mots, tout comme au-delà des ornements en coton, se dressent toujours des chemins. D'invisibles chemins d'amour qui ne laissent jamais la neige, la distance ou les espaces blancs s'emparer de mon cœur.

LA DENTELLE ROUMAINE

Je suis malade, alors mes parents m'ont amenée chez tata Sabina. Le village est magique et la maison de ma tata est remplie de trésors... Mais sans mes parents je n'aime rien.

- Tata Sabina, quand mes parents vont-ils venir me chercher?

- Dans une semaine, ma toute petite. Il va falloir attendre !

- Attendre ? Mais Tata, quand

j'attends mes parents, j'ai froid, j'ai peur et j'ai mal jusqu'au bout de mes cheveux. Je n'aime pas attendre, Tata !

- Ma toute petite ! Puisque tu n'aimes pas attendre, tu n'attendras pas ! On va attraper le fil du temps et on va le tordre autrement ! me rassure tata.

D'un vieux coffre, tata Sabina sort une aiguille à crochet et une pelote blanche, la pelote du temps.

- Pour commencer, tu vas me raconter ce que tu aimes faire avec ta maman et ton papa, dit tata Sabina.

Le fil du temps se faufile entre ses doigts. L'aiguille à crochet s'impatiente. Je me mets à raconter.

- J'aime beaucoup quand ma maman chante la chanson de ces éléphants se balançant sur une toile d'araignée. Avec mon papa je fais mille choses, toutes merveilleuses. J'apprends à compter les étoiles, à valser avec les papillons, à grimper sur les arcs-en-ciel...

Le fil du temps et l'aiguille à crochet se reposent. Tata Sabina me montre le bout de dentelle qu'elle a crocheté.

À gauche, je vois une feuille tendre comme la voix de maman. À droite, je vois le raisin des mille choses extraordinaires que je fais avec papa.

Entre la feuille et le raisin, je

découvre un effrayant trou.

- N'aie pas peur ! me dit tata. Il en faut des trous, car si tout est empâté, on ne peut pas voir ni la grandeur du raisin ni la douceur de la feuille. Et, puis, tu sais, des trésors fabuleux sont cachés dans tous les trous.

Le sourire de tata Sabina est serein, ses mots doux. Ma peur disparaît. Je regarde à travers le trou.

- Tata, je vois la porte de la chambre interdite. Celle dans laquelle sont rangés les trésors de ta maison... Et je vois une lumière douce dans laquelle dansent de tout petits grains d'or.

Tata Sabina reprend le fil du temps et l'aiguille à crochet. Moi, je reprends mon histoire.

Je caresse chaque nouvelle feuille, chaque nouveau raisin. Mon regard s'enfonce de plus en plus loin dans les trous et je rencontre des poissons en verre, des lapins en porcelaine et même des reines et des rois tout en velours.

Au fin fond d'un gouffre, je découvre le monde des invisibles. Je suis la seule et unique princesse. Je danse avec les fées et j'allume les mille bougies célestes. Quand je suis fatiguée, je me laisse bercer par les nuages et j'écoute les contes chuchotés par les arbres.

Au bout d'une infinité de feuilles, trous et raisins, voilà arriver mes parents. En guise d'au revoir tata Sabina m'offre l'aiguille magique. Le fil du temps, je l'avais déjà.

Depuis, dans la dentelle de ma vie se sont ajoutées les fleurs d'autres gens bien-aimés. Et, entre raisins, feuilles et fleurs, beaucoup de trous ont eux aussi creusé leur chemin.

Certes il n'y a rien de plus doux et reposant que les

feuilles, les raisins et les fleurs. Mais il est tout aussi vrai qu'il n'y a rien de plus extraordinaire que les trésors cachés dans les trous.

Aujourd'hui, dans la dentelle de ma vie, les trous sont de plus en plus grands et les fleurs, feuilles et raisins de plus en plus fins. Cela ressemble plus à une toile d'araignée qu'à une dentelle.

Il m'arrive souvent de questionner l'aiguille à crochet

de ma tata. Mais l'aiguille reste

silencieuse, comme si certaines

réponses ne sont à chercher ni

dans le fil du temps, ni dans la

manière de le tordre...

LA FLÛTE ROUMAINE

Je pleure de toutes mes larmes.

- Tonton Nutu, une branche du cerisier m'a frappée et j'ai très mal. La branche est méchante, Tonton. Il faut la punir !

Tonton Nutu ramasse la branche et l'on s'assoit tous les deux sous le cerisier. Puis Tonton sort un couteau et il se met à tailler la branche.

La branche se débat, gémit, crie son désespoir. Imperturbable, moi, je raconte mes malheurs.

On jette au vent le cœur de la branche. Puis tonton se met à tailler des trous. La branche devient flûte. Ma blessure ne me fait plus mal. Je suis contente.

Tonton me tend la flûte et me demande de souffler. Un son infiniment triste en sort... Les oiseaux se mettent à pleurer.

- La flûte se plaint d'avoir été séparée de l'arbre, coupée à tout jamais de ses sœurs, m'explique tonton Nutu.

Je souffle une deuxième fois et un autre son en sort. Un son encore plus triste. Le ciel tout entier se met à pleurer.

- La flûte parle de sa rencontre avec toi et avec le couteau. De sa douleur de perdre le rêve de toute branche

: le rêve de s'envelopper chaque printemps dans mille fleurs, d'offrir chaque été des cerises aux voyageurs, de jouer chaque automne avec le vent et de bercer des étoiles de neige chaque hiver.

Avec espoir, je souffle une troisième fois. Mais le son qui en sort est encore plus triste. Tellement triste que même moi je me mets à pleurer.

- Tonton, pourquoi la branche m'a-t-elle frappée ?

- La branche s'est trouvée sur ton chemin, tout comme toi tu t'es trouvée sur le sien. C'est l'arbre qui l'a fait pousser de ce côté-là... m'explique tonton.

- Mais Tonton, alors c'est l'arbre qu'il faut punir ! C'est lui le fautif !

Tonton Nutu sourit et, sans même me regarder, me dévoile le plus terrible des secrets :

- L'arbre s'est trouvé sur ton chemin parce que c'est là qu'il a grandi. C'est Grand-Père qui a planté le cerisier à cet endroit ! C'est encore Grand-Père qui a fabriqué ce couteau.

- Grand-Père ? Mais Grand-Père est le plus juste et le plus sage de nous tous ! Pourquoi aurait-il voulu faire autant de mal ? Je ne comprends plus rien...

Dans mes mains, la flûte a l'air frêle, douce et tellement triste.

- Tonton, si on bouchait les trous de la flûte et on la recollait à l'arbre ?

Tonton sourit.

- On ne peut jamais faire du mal sans se couper des siens et perdre à tout jamais une partie de soi-même. Ta flûte ne sera plus jamais branche !

Au fil des années, la flûte et moi sommes devenues inséparables. Je lui donne mon souffle et elle me raconte des histoires.

La cicatrice de ma blessure est toujours sur mon visage. Un trait chaud et invisible.

Je ne sais toujours pas pourquoi Grand-Père a planté le cerisier au milieu de notre jardin ni pourquoi il a confié le couteau à mon tonton. Mais une chose est certaine : chaque fois que je joue de ma flûte, je sens Grand-Père s'asseoir sur l'invisible cicatrice de mon visage et pleurer avec toutes mes larmes.